RAPPORT MÉDICO-LÉGAL

SUR UN

ACCIDENT DE CHEMIN DE FER

AYANT ENTRAINÉ UN ACCÈS D'ALIÉNATION MENTALE

PAR

M. LE DR DUBIAU

Médecin directeur de l'Asile d'aliénés de La Roche-sur-Yon

PARIS

IMPRIMERIE DE E. DONNAUD

9, RUE CASSETTE, 9

—

1875.

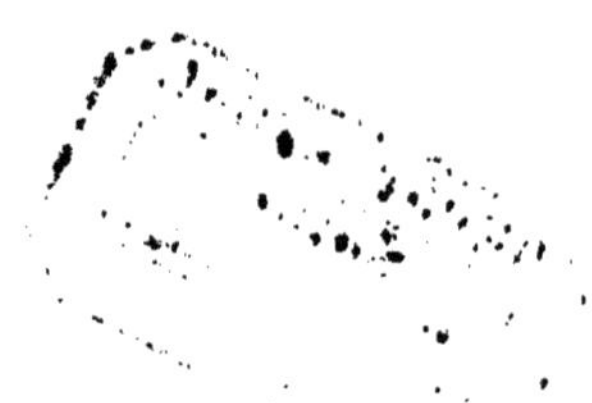

RAPPORT MÉDICO-LÉGAL

SUR UN

ACCIDENT DE CHEMIN DE FER

AYANT ENTRAÎNÉ UN ACCÈS D'ALIÉNATION MENTALE

Par M. le Dr DUBIAU
Médecin directeur de l'asile d'aliénés
de La Roche-sur-Yon.

Nous soussignés, Jos. Dupuy, chirurgien en chef honoraire de l'hôpital Saint-André, Vergely, professeur suppléant à l'Ecole de médecine, et Cl. Dubiau, médecin en chef de l'asile public des femmes aliénées de Bordeaux, commis par M. Bretenet, président du tribunal civil de cette ville, à l'effet de visiter M. D..., négociant, domicilié rue M..., et de donner notre avis sur son état de santé, et spécialement sur l'état de ses facultés mentales, sur les causes qui ont pu en amener le trouble et sur le début plus ou moins éloigné de leur altération, après avoir prêté serment entre les mains de ce magistrat le 7 juin 1870, nous sommes mis en devoir de remplir le mandat qui nous était confié et avons rédigé le rapport suivant :

§ I. *Historique.*

Le 16 avril 1868, vers les 9 heures du soir, une rencontre eut lieu entre un train de voyageurs et un train de marchandises aux environs d'Agde, sur la ligne du chemin de fer du Midi. Il en résulta un choc violent.

M. D..., négociant à Bordeaux, qui se trouvait dans un compartiment de 2e classe, fut projeté la tête en avant de la banquette antérieure sur la paroi postérieure du compartiment. Malgré la secousse éprouvée, il put descendre du wagon et faire à pied, en compagnie d'un autre voyageur et d'un guide, la route d'Agde, longue de 3 kilomètres environ.

Il fut visité, le soir même, à la gare, et, le lendemain matin, à l'hôtel de la Poste, par le médecin de la compagnie qui ne trouva rien de grave dans sa situation et qui l'engagea à poursuivre le cours de son voyage.

M. D..., rassuré par le médecin, s'apprêta à partir et se rendit à la gare. Là, au malaise général qu'il éprouvait depuis l'accident, vinrent se joindre des faiblesses et des flexions involontaires des membres inférieurs qui l'effrayèrent et le déterminèrent à retourner en ville et à consulter un autre médecin. A l'hôtel où il était rentré, en sortant du cabinet du Dr Martin, les troubles augmentèrent et prirent des proportions telles qu'il dut être veillé par un garçon et soigné une partie de la nuit par **M. Martin**.

M. D... put néanmoins quitter Agde le 18 avec l'autorisation de ce médecin et s'acheminer vers Bordeaux.

Il s'arrêta à Béziers pour faire, devant un juge du tribunal, la déclaration de l'accident et des suites qu'il avait eues pour lui. Il fut visité dans cette ville par trois médecins, un de son choix et deux autres désignés par le juge pour examiner sa situation.

Le 19, il partit de cette ville : il arriva enfin à Bordeaux après une dernière étape faite à Toulouse.

A Bordeaux, M. D... reçut les soins de M. le Dr Denucé qui, après l'avoir traité pendant une quinzaine de jours, conseilla, entre autres prescriptions, à la date du 5 mai, un mois de repos absolu et le séjour à Royan. La santé de M. D... ne s'améliora pas à Royan ; il en revint au contraire plus souffrant, et M. Denucé jugea la situation du malade assez inquiétante pour conseiller, le 21 juin, de le placer dans une maison d'aliénés. La famille, toutefois, sur l'avis d'un autre médecin, M. le Dr Bermond, se décida à essayer d'un traitement hydrothérapique. En conséquence, M. D... fut installé chez M. Delmas, médecin de l'établissement hydrothérapique de Longchamps ; mais il n'y resta que six jours. Il y fit une tentative grave de suicide qui détermina le Dr Delmas à conseiller et la famille à accepter immédiatement de transporter le malade dans une maison d'aliénés.

M. D... séjourna du 26 juin au 22 août dans l'établissement de M. le Dr Desmaisons, consacré au traitement de l'aliénation mentale. Il en sortit convalescent, mais avec la recommandation expresse de s'abstenir pendant longtemps de toute occupation sérieuse.

Depuis cette époque, la santé de M. D... se serait affermie peu à peu. Il aurait pu reprendre une partie de ses occupations ; mais il n'aurait plus la même aptitude qu'autrefois au travail ; il aurait besoin de grands ménagements et ne serait même pas complétement à l'abri des accidents nerveux qui s'étaient montrés très-intenses au début et pendant les premières périodes de sa maladie.

Tel est dressé, d'après les documents remis entre nos mains, l'exposé sommaire de l'existence de M. D..., depuis le moment de l'accident jusqu'à ce jour.

Nous avons pour mission d'examiner l'état actuel de M. D... au double point de vue physique et mental, et de rechercher les causes qui, de près ou de loin, auraient pu avoir une action sur un trouble de sa raison.

Nous allons procéder à notre expertise, en commençant par constater l'état présent de M. D... .

§ II. *Examen direct.*

M. D... est âgé de 49 ans ; c'est un homme de moyenne taille, d'une assez forte constitution, qui a les apparences d'une bonne santé. Il porte sur la partie interne de la jambe droite, la cicatrice d'une blessure longue de 6 à 7 centimètres. Sa démarche est naturelle ; sa sensibilité tactile paraît intacte. Les traits de son visage ne reflètent ni exaltation, ni dépression ; il y règne une expression de grande douceur. Il parle avec calme et facilité et fait, avec beaucoup de précision, le récit des circonstances qui ont accompagné ou suivi l'accident du chemin de fer. Sa mémoire et son intelligence montrent la même sûreté sur tout autre sujet.

On ne découvre non plus chez lui aucune trace de trouble dans les sentiments ou les affections. Il a, en un mot, les allures, la physionomie et le langage d'un homme qui possède sa raison.

Il se plaint cependant d'avoir moins d'activité qu'autrefois pour le travail, moins de facilité pour le calcul et des absences momentanées de mémoire.

Il accuse aussi l'existence, au sommet de la tête, d'une douleur qui s'éveille, tantôt spontanément, tantôt à la pression, et qui va retentir sur le rachis au niveau des dernières vertèbres dorsales. Il éprouve encore, dit-il, des troubles de la locomotion, nuisant à la marche et se traduisant soit par la flexion des jarrets, soit par de la roideur dans le membre pelvien gauche.

Au sujet de ces symptômes de maladie énumérés par M. D..., nous devons faire cette remarque-ci, qu'ils passent inaperçus pour nos sens, et qu'ils échappent ainsi à notre appréciation et à notre contrôle.

Aussi, ne leur eussions-nous accordé qu'une mince importance et les eussions-nous passés peut-être sous silence, s'ils ne nous avaient été signalés comme le reliquat et l'écho affaibli de désordres beaucoup plus graves qui s'étaient montrés au début et pendant le cours de la maladie dont M. D... aurait été atteint.

Ceci nous amène à étudier l'existence de M. D..., à partir du 16 avril 1868.

§ III. *Étude rétrospective.*

Pour procéder avec ordre à cette étude rétrospective,

nous rechercherons d'abord s'il a existé chez **M. D...**
une altération de la santé après l'accident du chemin
de fer : nous apprécierons ensuite la nature et les causes
de cette altération ; nous en déduirons en troisième lieu
les conséquences.

Documents à consulter : 1° Un certificat du Dr Beauclair,
d'Agde (copie).

2° Un certificat du Dr Perréal, de Béziers (copie).

3° Un rapport des Drs Lacroix et Viguier, de Béziers
(copie).

Ces pièces ont été transmises par la Compagnie du chemin de fer.

4° Un exposé des faits et circonstances qui ont accompagné et suivi le choc des trains (pièce 4 du dossier).

5° Un rapport légalisé du Dr Martin, d'Agde (pièce 5).

6° Deux lettres de MM. Blachas et Monnier, maîtres d'hôtel à Agde et à Béziers (pièces 6 et 7).

7° Une déposition, recueillie par le commissaire de po-
lice, du sieur Oustri Thomas, domestique chez M. Blachas
(pièce 8).

8° Deux certificats légalisés et deux consultations du
Dr Denucé, de Bordeaux (pièces 9, 10, 11, 12).

9° Un certificat légalisé du Dr Delmas, de Bordeaux
(pièce 13).

10° Une consultation du Dr Bermond, de Bordeaux
(pièce 14).

11° Deux certificats légalisés ; une consultation et deux
lettres du Dr Desmaisons (pièces 14 *bis*, 15, 16, 17, 18).

12° Un certificat légalisé du Dr Patoureau, de Nantes
(pièce 20).

13° Une attestation légalisée qui porte onze signatures
(pièce 21).

14° Un certificat légalisé du D^r (signature illisible), de
Nîmes (pièce 22).

Ces pièces, communiquées par la famille de M. D..., sont numérotées à l'encre bleue.

A. *La santé de M. D... s'est-elle trouvée altérée après la rencontre des trains ?* — Cette question a divisé les médecins qui ont examiné, les premiers, M. D... Avant toute discussion de leurs avis, il importe de placer sous les yeux du lecteur les pièces où ils les ont consignées.

Adge, le 26 *juin* 1870. — Je...., déclare avoir, le 16 et le 17 avril 1868, visité M. D... à l'effet de constater son état sanitaire. Ayant reçu M. D... à la gare d'Agde, à sa rentrée pédestre dans cette gare, j'ai pu sans retard juger de sa situation. Or, il résulte de cet examen minutieux que je n'ai pu découvrir la moindre trace physique d'une contusion ou choc sur aucun point de son corps et pas plus à la tête, sur laquelle il portait principalement l'attention et qui n'avait aucune bosselure autre que celle de son imagination exaltée. Une mimique des plus comiques suivit cet examen, et tout dans les paroles du sieur D... me dénota un mal simulé; l'espoir de larges compensations matérielles, je le déclare sincèrement, me fut en même temps itérativement exprimé. Signé : A. Beauciair.

Béziers, le 27 *juin* 1870. — Je..... certifie :

1° Avoir visité dans mon cabinet et dans le mois d'avril 1870, M. D..., voyageur de commerce, qui m'a dit demeurer à Bordeaux, rue R...

2° Avoir reconnu, après sérieux examen, qu'il n'y avait aucune lésion apparente sur la tête ou aux environs qui pût expliquer les phénomènes nerveux qu'il disait éprouver, d'où je fus obligé de conclure et nous concluons encore aujourd'hui que les douleurs dont il se plaignait étaient imaginaires et simulées, dans un but de spéculation. Signé Perréal père.

Béziers, 19 *avril* 1868. — « J'éprouve cette perturbation dans mon être depuis le 15 avril au soir. J'étais ce jour-là dans un train de marchandises. Je ressentis à la partie postérieure de la tête un choc qui me projeta en avant. Depuis ce moment, j'éprouve tous les troubles nerveux dont je viens de vous entretenir. » (Récit de M. D...)

L'examen physique très-détaillé auquel nous nous sommes livrés sur la personne de M. D... n'a pu nous faire découvrir aucune trace apparente de lésion à l'endroit où il nous dit avoir reçu le choc. La peau a sa couleur normale, la percussion sur ce point ne paraît pas réveiller de douleur; le pouls est parfaitement normal; il bat de 76 à 80 pulsations avec un rhythme très-régulier et la peau n'a pas la moindre élévation de chaleur. La respiration n'est pas accélérée. Rien en un mot, dans l'état de M. D..., ne nous montre la cause des symptômes nerveux qu'il accuse. Il ne présente pas le moindre symptôme appréciable qui puisse paraître lié à cette surexcitation.

En résumé, nous ne contestons pas l'existence de phénomènes nerveux chez M. D..., mais nous ne pouvons pas admettre que le choc éprouvé en soit la cause. Tout au plus cet événement, s'il avait déterminé une vive frayeur, aurait-il pu augmenter momentanément un état nerveux habituel et préexistant. Nous le répétons, si nous ne pouvons contester cette surexcitation, rien ne nous prouve qu'elle existe. Signé : Lacroix et Viguier.

Agde, 18 avril 1868. — Appelé aujourd'hui, 17 avril 1868, à l'hôtel des Postes pour donner mes soins à M. D..., négociant à Bordeaux, blessé la veille dans un accident de chemin de fer, je soussigné, docteur-médecin, après un examen attentif, ai constaté ce matin à la région sincipitale de M. D... une rougeur ecchymosée sur les bords, de forme irrégulière et d'une surface de 3 à 4 centimètres de diametre formant une légère tumeur au centre et provoquant une douleur assez vive au moindre contact.

M. D... est dans un état d'exaltation mentale très-prononcée qui alterne avec des moments d'affaissement et d'assoupissement assez prolongés.

Malgré les moyens thérapeuthiques employés, ces symptômes ont continué toute la journée et ont augmenté d'intensité vers le soir où ma présence a été utile jusqu'à une heure assez avancée de la nuit. Déjà des mouvements brusques et involontaires avec affaissement immédiat, ayant leur siége dans les articulations des genoux et plus particulièrement du genou gauche, avaient été observés dans la journée et m'avaient inspiré des craintes sur les suites ultérieures de cet accident.

Le 18 au matin, la claudication ou mieux les génuflexions de M. D... sont plus fortes et plus fréquentes, il a plus de difficulté à se relever.

De cet examen, je suis amené à conclure que les symptômes observés chez le malade sont le résultat incontestable d'une forte commotion exercée sur le cerveau, dont l'ébranlement s'est communiqué à la moelle épinière; que c'est à la lésion de cette dernière partie surtout qu'il faut rapporter les désordres constatés dans les membres inférieurs ; enfin que cet ébranlement cérébral a eu pour cause directe l'accident du chemin de fer arrivé le 16 de ce mois, M. D... déclarant jouir de la plus parfaite santé antérieurement à ce jour. Signé : Martin.

Trois opinions différentes se dégagent de la lecture de ces rapports.

La première, qui est émise par les Drs Beauclair et Perréal, médecins de la Compagnie du chemin de fer, repousse toute idée de lésion, soit matérielle, soit fonctionnelle chez M. D.. et se prononce catégoriquement pour une simulation.

La seconde, qui est partagée par les Drs Lacroix et Viguier, chargés par un magistrat d'examiner M. D... est moins affirmative. L'idée d'une simulation semble bien s'être aussi présentée à l'esprit de ces médecins, mais ils ne la formulent pas nettement. Ils se bornent à conclure que rien ne prouve que la surexcitation de M. D... soit réelle; et que, si elle

existe réellement, elle doit être attribuée à toute autre chose
qu'au choc éprouvé.

La troisième, qui est celle du Dr Martin, se prononce au
contraire pour la réalité d'accidents morbides chez M. D...
et les impute à l'accident de chemin de fer.

Le rapport du Dr Martin a une grande importance à nos
yeux à cause des détails circonstanciés qu'il renferme et
des conditions particulières où s'est trouvé cet observateur. M. Martin décrit, en effet, avec beaucoup de précision
topographique, une lésion matérielle sur le cuir chevelu de
M. D... et énumère les phénomènes nerveux qu'il a vus se
dérouler sous ses yeux dans plusieurs visites et notam-
ment pendant une partie de la nuit du 17 au 18 avril qu'il
a passée auprès de lui à l'hôtel de la Poste d'Agde.

Son opinion bien arrêtée sur l'état de maladie de M. D...
se trouve corroborée du reste par celle des hôteliers, qui ont
logé M. D.. à Agde et à Béziers, et par celle de plusieurs
autres médecins qui ont été appelés postérieurement à lui
donner des soins ou à émettre leur avis sur son état de santé.

M. Blachas, maître d'hôtel à Agde, écrit en effet (pièce 6)
que M. D... passa une très-mauvaise nuit, pendant laquelle
un de ses domestiques resta auprès de lui : qu'on l'a vu
très-souffrant ; que ses jambes fléchissaient à chaque instant
et que de ce fait il était même resté une certaine impres-
sion sur l'esprit d'un de ses enfants qui s'en était amusé
pendant quelque temps, en contrefaisant ce monsieur.

Le sieur Thomas Oustri, domestique de l'hôtel, dépose
que M. D..., qui occupa la chambre n° 8, était dans un état
de souffrance visible ; qu'il avait dû le veiller et appeler
un médecin ; qu'il criait sans cesse qu'il était perdu, qu'il
s'agitait convulsivement dans son lit au point qu'on l'aurait dit fou ; qu'il l'avait veillé une deuxième nuit, et que
les symptômes de souffrance s'étaient traduits de la même
manière. Il ajoute qu'il l'avait cru fou.

M. Monnier, maître d'hôtel à Béziers, écrit de son cô té

(pièce 7) qu'on fut impressionné le samedi 18 avril, de l'état dans lequel M. D... était, alors que quelques jours avant il l'avait vu bien portant ; qu'il marchait péniblement et semblait ne pas pouvoir tenir sur ses jambes ; qu'il passa une nuit très-agitée et leur donna des inquiétudes.

Parmi les témoignages des hommes de l'art nous devons citer :

1° Celui de **M. Denucé** qui, à la date du 5 mai 1868 (pièce 9), fait les prescriptions suivantes : repos absolu pendant un mois ; séjour à Royan, bains quotidiens d'eau douce suivis d'une douche froide ; purgations hebdomadaires, antispasmodiques, tempérance et cessation de tout travail d'affaires et de toute contention d'esprit ;

2° Celui du Dr Guillon, de Royan (31 mai 1868, pièce 11), qui déclare avoir été appelé à donner des soins à M. D... pour une affection des centres nerveux ; qu'il l'a vu en proie à des mouvements convulsifs des membres inférieurs principalement ;

3° Celui du Dr Bermond (17 juin 1868, pièce 14), qui, consulté au sujet de M. D..., parle d'une perturbation nerveuse existant chez lui et se traduisant par des mouvements brusques, saccadés, involontaires des membres inférieurs principalement.

Avec des opinions aussi concordantes que celles que nous venons de rapporter et qui appartiennent à des hommes qui ont vu M. D... à des époques plus ou moins éloignées de l'accident, il nous semble impossible d'hésiter à considérer comme parfaitement établi ce premier point que la santé de M. D... s'est trouvée altérée à partir du 16 avril 1868.

D'où peuvent donc provenir d'une part le doute qui s'est élevé dans l'esprit des médecins experts de Béziers et, d'autre part, la ferme croyance exprimée par les médecins de la Compagnie que M. D... simulait sa maladie? C'est ce qu'il importe de chercher à expliquer.

Dans les faits jusqu'ici connus de la maladie de M. D..

il y a deux ordres de phénomènes, un ébranlement des centres nerveux et des manifestations convulsives.

L'ébranlement cérébral peut exister au début à l'état la-
tent et ne se révéler que par moments et par crises : il peut
donc n'être pas appréciable à tout instant.

Les convulsions s'imposent bien immédiatement aux
sens ; elles commandent d'emblée l'attention, mais personne n'ignore que l'intermittence est un de leurs caractères
propres et qu'elles ne se montrent habituellement que par
intervalles plus ou moins éloignés.

En partant de cette donnée, quoi de plus naturel que de
supposer que les Drs Beauclair, Perréal, Lacroix et Viguier
ont vu le malade dans des moments de calme, et que le
Dr Martin, qui l'a suivi de près et qui a passé une partie
de la nuit auprès de lui, s'est trouvé par cela même dans
des conditions plus favorables que ses confrères pour bien
voir et bien observer. C'est cette même considération qui
nous fait accorder aussi une valeur réelle aux témoignages des maîtres d'hôtel Blachas et Monnier et du domestique Oustri.

Il est un autre point qui semblerait devoir être à l'abri de
toute contestation parce qu'il s'agit d'un fait matériel qui
est du ressort des yeux, et sur lequel cependant le désaccord
existe : nous voulons parler de la lésion physique qu'aurait
déterminée sur M. D... le choc des trains.

Tandis que le Dr Martin mentionne une altération de la
peau au sommet de la tête, ses confrères déclarent n'avoir
rien constaté sur le cuir chevelu.

De la part de MM. Beauclair et Perréal, l'affirmation est
trop généralisée et trop sommaire pour pouvoir rien enlever
de sa valeur à la description précise et circonstanciée, faite
par le Dr Martin, de cette lésion.

MM. Lacroix et Viguier ont apporté une attention spéciale sur le derrière de la tête, où M. D... plaçait, suivant
eux, le siége et le point d'irradiation de ses douleurs et

n'y ont rien trouvé. Ils parlent de la région occipitale.
M. Martin décrit à la région sincipitale : faut-il s'étonner
dès lors s'ils ne se trouvent pas d'accord ?

Un gonflement léger et de peu d'étendue, même avec
teinte ecchymosée sur les bords, mais masqué par les che-
veux, a pu parfaitement bien échapper à leurs investiga-
tions, surtout si leur attention a été attirée sur un autre
point d'une manière particulière.

Les traces de la lésion ont été d'ailleurs remarquées postérieurement, à Bordeaux, par le Dr Denucé qui dit « que le
choc à la tête a laissé pendant quelques jours des traces
ecchymotiques » (pièce 10).

B. *Nature et causes de la maladie.* — Les médecins, dont
nous avons jusqu'ici invoqué le témoignage, ont été frappés
surtout des phénomènes somatiques présentés par M. D...

Les Drs Guillon et Bermond parlent exclusivement des
accidents convulsifs. Le Dr Martin leur réserve aussi une
place assez large dans sa description; mais il signale en outre un état d'exaltation mentale très-prononcée qui alter-
nait avec des moments d'affaissement.

Le Dr Denucé qui n'a vu le malade que quelques jours
plus tard, mentionne également une exaltation cérébrale
difficile à calmer, accompagnée de perte de sommeil et de
délire maniaque qui met M. D... dans l'impossibilité absolue
de s'occuper de ses affaires.

Cette situation pathologique spéciale que nous voyons se
dessiner immédiatement après l'accident, augmente graduel-
lement d'intensité et finit par nécessiter la séquestration.

A la date du 21 juin, le Dr Denucé déclare, en effet
pièce 12), qu'il devient très-difficile de soigner M. D...
chez lui, que des accidents graves peuvent survenir, faute
d'une surveillance suffisante, et qu'il paraît de toute oppor-
tunité qu'il suive un traitement dans une maison spéciale
de santé.

Les prévisions de ce médecin devaient promptement se

réaliser : à l'établissement hydrothérapique de Longchamps, où il fut conduit sur les conseils du Dr Bermond, le malade parvint à tromper la surveillance, s'arma d'un rasoir et se fit à la jambe droite, au niveau d'une veine variqueuse, une plaie, longue d'environ 10 centimètres, qui détermina une hémorrhagie très-abondante, par suite de laquelle sa vie fut en péril.

Cette tentative de suicide provoqua immédiatement son internement dans une maison d'aliénés.

Le Dr Desmaisons, chez qui il fut placé, constate pièce 14 *bis*), la gravité de la situation présentée par M. D... le trouble profond de ses idées, et ses impulsions au suicide, qui le porteraient, dit-il, à recommencer à attenter à ses jours, s'il n'était soumis jour et nuit à une surveillance rigoureuse.

Il résulte de ce qui précède, que la maladie dont a été affecté M. D... après l'accident du 16 avril, est une commotion, un ébranlement du système nerveux, qui s'est traduit par des mouvements convulsifs et par un accès d'aliénation mentale.

A quelle cause convient-il de rapporter l'explosion de cet accès de folie?

Si l'on excepte les médecins de la Compagnie qui nient l'existence de tout accident morbide et les Drs Lacroix et Viguier qui doutent de la réalité des symptômes observés, tous les autres médecins qui se sont préoccupés de remonter à la cause, l'imputent à l'accident de chemin de fer. Il nous suffira, pour édifier le lecteur à cet égard, de renvoyer aux pièces 5, 10, 11, 14, où se trouvent exprimées les opinions des Drs Martin, Denucé, Guillon et Bermond.

Pour être légitime, cette conclusion doit remplir deux conditions; il faut que la maladie ait apparu à une époque postérieure à l'accident soupçonné de l'avoir produite; il faut en outre qu'il soit reconnu que l'accident en question peut produire des effets semblables.

En consultant les traités spéciaux, on voit que le traumatisme figure au nombre des causes de l'aliénation mentale. Il nous suffira de citer quelques noms parmi les nom-
breux auteurs qui ont signalé cette cause.

Guislain évalue sa fréquence à 3 pour mille environ.
Parchappe n'a rencontré qu'un cas de traumatisme sur
474 observations. Esquirol en mentionne 14 cas sur
466 observations et Schlager 49 sur 500.

Bien que diversement évaluée par ces aliénistes d'après
les faits de leur pratique particulière, on peut dire que la
fréquence du traumatisme est faible dans l'étiologie de
l'aliénation mentale ; mais cette cause de folie existe réellement et cela suffit pour le sujet qui nous occupe en ce
moment.

L'argument à tirer de la date de l'explosion de la maladie
a aussi une grande importance.

On comprend sans peine que l'interprétation à donner
doive être différente, selon que son explosion aura été antérieure ou postérieure à l'accident du 16 avril.

C'est donc à déterminer ce moment précis que nous
devons donner ici nos soins.

Les Drs Lacroix et Viguier, en se plaçant dans l'hypothèse
de la réalité d'accidents morbides chez M. D..., estiment
qu'il devait y avoir chez lui un état nerveux habituel et
préexistant, que le choc aurait eu simplement pour résultat
d'augmenter momentanément.

Un agent de la Compagnie, M. L..., nous a rapporté un
bruit vague, d'après lequel M. D... aurait été fou, avant
l'accident du 16 avril 1868.

Afin de contrôler ces assertions qui ne sont pas données
comme certaines, il faut bien en convenir, nous avons
fait les démarches qu'il nous était dignement possible de
faire ; nous avons obtenu de consulter à la préfecture les
dossiers des aliénés, et nous avons acquis la certitude
qu'avant la date du 26 juin 1868, M. D... n'avait été, dans

la Gironde du moins, l'objet d'aucun internement dans une maison d'aliénés.

Nous avons engagé l'agent de la Compagnie qui s'est mis en rapport avec nous, à prendre des informations ailleurs, à Nantes particulièrement, où M. D... est né et a passé la plus grande partie de sa vie, et à y faire rechercher si lui ou quelque membre de sa famille avait été atteint d'aliénation mentale.

L'élucidation de ce point présentait, selon nous, un intérêt particulier; car s'il eût été prouvé que M. D... subissait une prédisposition vésanique par le fait d'une atteinte antérieure ou par le fait d'une transmission héréditaire, l'influence de la commotion, résultant de la rencontre des trains, se serait trouvée diminuée dans une notable proportion à nos yeux.

Nous avons longtemps différé de rédiger ce rapport pour attendre la communication du résultat de ces recherches conseillées à la Compagnie; mais nous avons attendu jusqu'ici en vain; aucun fait n'a été porté à notre connaissance qui vînt confirmer les soupçons plus haut mentionnés.

Ce silence de la partie intéressée doit être interprété en faveur de M. D...

Il existe d'ailleurs au dossier des documents où il est affirmé que M. D... a été à l'abri de tout accident cérébral, avant le 16 avril 1868.

Ces documents sont : 1° Un certificat (pièce 20) du Dr Patoureau, chirurgien en chef des hospices de Nantes, qui déclare avoir été le médecin de M. D... depuis son enfance jusqu'à son départ pour Bordeaux, et n'avoir jamais vu d'affection cérébrale chez lui.

2° Un certificat du Dr Denucé (pièce 10), qui atteste aussi qu'il n'a jamais constaté d'excitation cérébrale chez M. D... depuis cinq ans qu'il est son médecin à Bordeaux.

A ces témoignages, nous devons ajouter ceux de 11 personnes qui disent (pièce 21) avoir vu M. D... les 15 et 16 avril et avoir fait avec lui leurs affaires comme à l'ordinaire, et celui d'un médecin de Nîmes qui dit (pièce 22) avoir été consulté par M. D... le 15 avril, et n'avoir constaté chez lui qu'une simple indisposition gastrique.

D'après ces faits et dires, il demeure prouvé pour nous, d'une part, qu'avant le choc subi, M. D... n'avait ressenti aucun trouble dans ses facultés mentales; et d'autre part, que la science a enregistré des faits où une commotion physique a entraîné des désordres analogues à ceux qui ont été constatés chez M. D... Nous nous croyons donc en droit de conclure que l'ébranlement nerveux qu'il a éprouvé est postérieur à l'accident du 16 avril et qu'il a été produit par cet accident.

Simulation. — Ici se place une question incidente qui a été soulevée par les médecins de la Compagnie et que nous devons discuter avant d'aller plus loin : il s'agit de la simulation.

M. D... n'est pas malade. Il simule sa maladie dans un but de spéculation contre la Compagnie ; tel est le sens des certificats des Drs Beauclair et Perréal. Que peut-il y avoir de fondé dans une pareille assertion? Recherchons-le.

Dans une question de ce genre, il y a deux choses à considérer ; le but à atteindre et les moyens employés.

Ce n'est qu'en vue d'un intérêt personnel, matériel ou moral, qu'un individu peut être amené à feindre une maladie qu'il n'a pas.

L'intérêt serait ici matériel. M. D... aurait visé à obtenir de la Compagnie une compensation pécuniaire pour un prétendu dommage subi dans sa santé et dans son commerce.

Or, que serait-il advenu ? C'est qu'en simulant l'aliénation mentale, M. D... serait allé à l'encontre du but poursuivi : pour courir après un avantage aléatoire, il se serait porté un tort réel et si considérable que nous mettons en doute qu'il eût pu en être indemnisé.

La folie est, en effet, comme une sorte de lèpre morale qui laisse une tache indélébile sur les individus qu'elle a touchés. Rien ne peut rassurer complétement contre l'éventualité des rechutes, elle demeure suspendue comme une épée de Damoclès sur la tête de ses victimes ; c'est ce qui explique les préventions qu'inspirent les individus que cette maladie a frappés : et **M. D...**, en simulant la folie, devait susciter contre lui, pour le présent et l'avenir, les justes défiances des personnes avec lesquelles il était ou pourrait être en relation d'affaires et cela au grand préjudice de son commerce.

Les considérations morales sont donc défavorables à l'idée de simulation. En est-il de même de celles empruntées aux moyens de simulation ?

Si tout s'était borné aux phénomènes convulsifs des premiers moments, nous concevrions que le doute eût pu être sérieusement élevé. Il est avéré, en effet, que les affections convulsives sont de celles qui se prêtent le mieux à la simulation. Mais il y a dans le cas qui nous occupe autre chose que des phénomènes convulsifs ; il y a un accès de folie, une altération profonde des facultés mentales. Or, dans les divers modes de l'aliénation, les symptômes se groupent en vertu d'un certain agencement et d'un certain ordre, si l'on peut s'exprimer ainsi, qu'ignorent les simulateurs. Ces derniers, en général, sont convaincus que le plus sûr moyen de paraître fou, c'est de se livrer à des actes de la plus grande extravagance et d'émettre des idées baroques qui n'aient entre elles ni lien ni cohésion. C'est par là qu'ils se dévoilent habituellement.

Privés nous-mêmes de détails précis sur la symptomatologie de l'accès de M. D..., nous avons consulté M. le docteur Desmaisons qui a suivi de près la plus grande partie de sa marche et de son évolution. Or, il résulte des renseignements verbaux qu'il nous a fournis que les allures de cet accès n'ont trahi aucun indice de simulation, et que l'idée d'une feinte n'aurait jamais pu naître dans l'esprit d'un observateur.

Cette opinion d'un spécialiste a certainement une très-grande portée, mais il est une chose qui en a une tout aussi grande pour le moins et qui nous semble constituer à elle seule une preuve péremptoire : c'est la tentative de suicide que M. D... a commise dans l'établissement hydro-thérapique de Longchamps. La promptitude des secours a pu seule le sauver d'une mort inévitable, au dire du docteur Delmas. Or, est-il possible d'admettre que le mobile de l'intérêt soit assez puissant chez un simulateur, pour le porter à se faire une blessure grave et surtout à choisir une veine variqueuse dont la section peut entraîner la mort ? Nous ne le pensons pas.

Ecartons donc l'hypothèse d'une simulation et concluons que la maladie de M. D... était bien réelle.

C. *Conséquences.* — Les unes sont immédiates, les autres médiates.

Les premières, sous la dépendance directe de la commotion reçue, comprennent : l'ébranlement des centres nerveux, les mouvements convulsifs et l'altération des facultés mentales qui se complique de tendances fâcheuses au suicide ; d'où, pour la famille, l'impérieuse nécessité de recourir à l'isolement et à la séquestration du malade.

Ces accidents appartiennent à une période qui commence au 16 ou au 17 avril et qui finit au mois d'août 1868.

Les conséquences médiates, qui font suite aux accidents de la première période, se caractérisent par une susceptibilité maladive particulière du système nerveux, sur laquelle les médecins attirent l'attention et qui a eu pour résultat de réduire pour assez longtemps encore M. D... à une impuissance ou absolue ou relative pour le travail.

Ecoutons à cet égard l'opinion du docteur Desmaisons :

Dans une lettre écrite à Mme D... (21 août 1868, pièce 15), il s'exprime ainsi :

« Pour être hors de l'enceinte de la maison de santé, le
» convalescent n'est ni plus sûr de ne pas retomber, ni
» plus libre de ne pas prendre les précautions que le ré-
» tablissement de sa santé exige impérieusement. »

Au nombre des précautions conseillées, M. Desmaisons
indique *la cessation absolue* du travail d'affaires et un séjour
à la campagne, loin de Bordeaux, prolongé jusqu'à l'hi-
ver.

L'inobservation de ces conseils et la dislocation du personnel de la maison de commerce raniment l'acuïté des
troubles nerveux et déterminent une rechute constatée
par le docteur Desmaisons au mois de novembre 1868
pièce 18). Ce médecin insiste plus vivement que jamais sur
la nécessité du repos d'esprit, et dans une lettre adressée au
beau-frère de M. D... (pièce 17), il fait part de ses craintes
érsieuses sur la santé du malade qui lui paraît gravement
compromise.

Le docteur Denucé recommande aussi (pièce 19) de faire
renoncer, momentanément du moins, M. D... d'une ma-
ière absolue aux affaires.

La durée de cette dernière période ne peut pas être déterminée par nous d'une manière précise, faute d'indications
positives ; nous estimons toutefois que les nouveaux désordres apparus en novembre ont dû se prolonger avec plus ou
moins d'intensité jusqu'au printemps de l'année 1869.

D'après M. D... et sa famille, ils auraient eu une plus
longue durée et la susceptibilité nerveuse ne serait pas encore complétement éteinte. La chose est possible ; mais dans
les circonstances où a dû se faire notre examen, c'est-à dire
à moments distancés et relativement courts, nous n'avons
pu vérifier exactement le fait ; et la position de plaignant
de M. D... ne nous permet pas d'ajouter une foi absolue à
ses paroles.

Conclusions. — Nous avons rempli le cadre que nous
avions assigné à notre travail ; il ne nous reste qu'à tirer de

ce rapport les conclusions que nous formulerons ainsi qu'il suit :

1° A la suite de l'accident de chemin de fer du 16 avril 1868, la santé de M. D... s'est trouvée gravement compromise : son système nerveux a été ébranlé, ses facultés mentales troublées et sa raison bouleversée au point qu'il a tenté de mettre fin à ses jours par le suicide ;

2° Des témoignages divers établissent : 1° que M. D... se portait bien et vaquait comme d'habitude aux soins de ses affaires pendant les jours qui ont précédé la rencontre des trains ;

2° Qu'aucun trouble mental n'a été observé chez lui pendant le cours de son existence soit à Nantes, soit à Bordeaux, jusqu'au jour de l'accident;

3° Il n'est produit aucune preuve contraire pour infirmer ces assertions. Il est donc logique d'imputer l'altération de sa santé et de ses facultés à la commotion résultant du choc des trains, et cela avec d'autant plus de raison qu'il existe dans la science des cas d'aliénation mentale produits par des causes physiques, telles que chocs, coups, blessures;

4° Les conséquences de l'accident ont été pour M. D... une incapacité plus ou moins absolue pour le travail pendant un an environ. Elles se sont aggravées de tout le discrédit moral que jette sur la vie d'un homme une première atteinte de folie;

5° Actuellement M. D... paraît jouir de sa raison et d'une santé physique satisfaisante. Mais, par le fait seul d'un premier accès d'aliénation mentale, il est prédisposé à une récidive. Pour s'y soustraire, il doit s'observer, se ménager et mettre tous ses soins à se garder de tout excès de travail et à éviter de trop longues et de trop fortes contentions d'esprit.

Signé J. LUPUY, VERGELY

et DUBIAU, *rapporteur*

Paris. — Imprimerie E. DONNAUD, rue Cassette, 9.